Ätherische Öle

Essen mit Kindern

Kinder-Rezepte für das

gesunde

Frühstück

Patricia Fromme, Maria L. Schasteen

Was hier gesagt und geraten wird, soll keinesfalls den Arzt oder Heilpraktiker ersetzen, sondern es will vielmehr das Allgemeinwissen und den Wert natürlicher Heilkräfte erweitern, damit man sich bei Bedarf selbst helfen kann.

Die Autoren und der Verlag können jedoch keine Haftung für Folgen aus dem richtigen oder unrichtigen Gebrauch der hier dargestellten Information übernehmen.

Originalausgabe – 1. Auflage 2017

Titel: „Ätherische Öle – Essen mit Kindern – Kinder Rezepte für das gesunde Frühstück"

Name des Autors: Patricia Fromme, Maria L. Schasteen

ISBN: 9781549639876

Ich widme diesen Ratgeber mit Liebe
allen meinen Leserinnen und Lesern,
die Hilfen in der Apotheke der Natur
suchen.

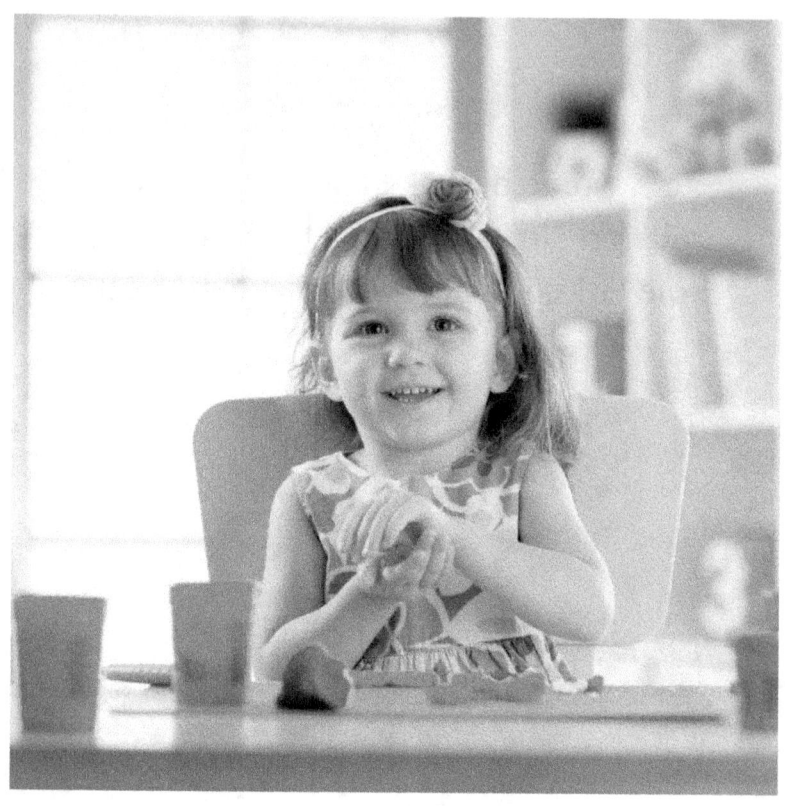

Ätherische Öle

Essen mit Kindern

Kinder-Rezepte für das

Gesunde

Frühstück

Patricia Fromme, Maria L. Schasteen

Inhaltsverzeichnis

Das gesunde Frühstück für glückliche Kinder

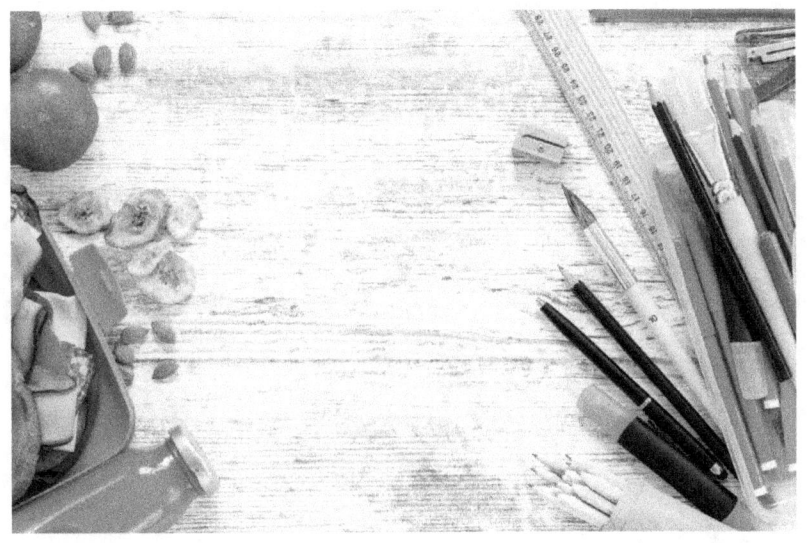

Frühstück ist die wichtigste Mahlzeit des Tages!

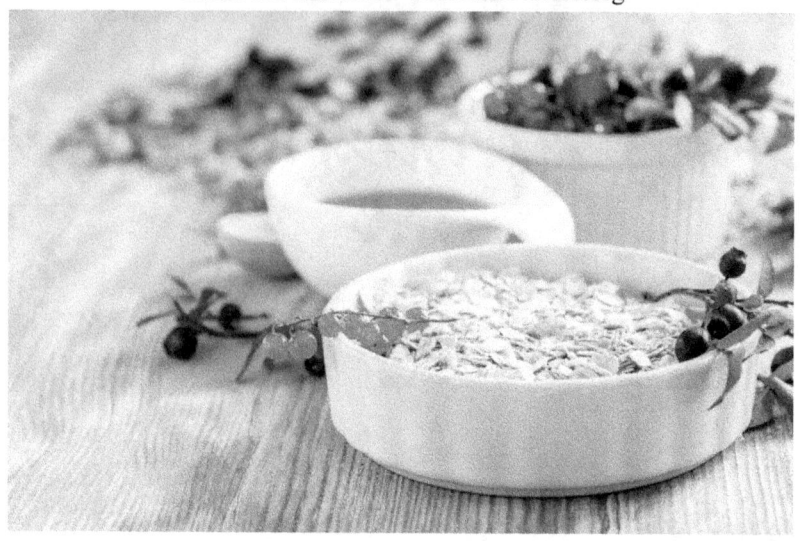

Getreide Superfood
morgens -mittags - abends

**Lecker, abwechslungsreich
und soooo GESUND!**

BIO-Qualität versteht sich bei allen Zutaten von selbst!

Zutaten pro Person:

- 3 EL Getreide
- Kaltes Leitungswasser
- ½ Banane
- ½ -1 Apfel, je nach Größe
- Weiteres Obst nach Belieben (besonders gut sind alle Beerenarten, Ananas, Passionsfrucht, Mango, Trauben und alles Erfrischende)
- 50 g Bio-Schlagsahne
- 2 EL gehackte Nüsse (Mandeln, Cashew, Haselnüsse nach Belieben)
- 1-2 Tropfen Zitronenöl und/oder etwas Zitronensaft
- Zimt oder echte Vanille (optional)

Anleitung:

1. Am Vorabend zirka 3 EL **Getreide** (Dinkel, Weizen, Buchweizen, Getreidemischung (ca. 40-50 g) in Getreidemühle oder Kaffeemühle grob schroten. Mit kaltem Wasser (am besten aus der Filteranlage) bedecken und über Nacht bei Zimmertemperatur abgedeckt stehen lassen. (ca. 5-12 Std.)

2. Das Wasser soll das Getreide nur durchnässen, aber es soll nicht darin schwimmen. Das Getreide soll das Wasser nur aufsaugen, sodass am nächsten Morgen kein überschüssiges Wasser mehr vorhanden ist. Sollte man zu viel Wasser genommen haben, dieses nicht weggießen, da darin Nährstoffe enthalten sind. Der Brei soll auf keinen Fall wässrig schmecken.

3. Morgens reife, schmackhafte **Obstsorten** je nach Belieben klein schneiden oder grob raspeln. Immer gehört in dieses Rezept Banane (süß) und Apfel/Birne (gesund und luftig!)

Kinder sind wunderbar beschäftigt, wenn sie selbst die Banane und den Apfel raspeln! Dieses Obst gibt diesem Frühstück die „besondere Konsistenz"!

Der Apfel wird zuletzt geraspelt, damit er nicht braun wird und als letzte Zutat untergemischt. Gegebenenfalls ein paar Spritzer Zitrone nach Geschmacksbelieben beimengen.

4. Nüsse nach Belieben fein hacken und zugeben.

5. **Schlagsahne** mit dem Zitronenöl steif schlagen und unterziehen.

6. Alles vermischen – fertig!

In dieses Rezept gehört KEIN Honig, KEINE Trockenfrüchte, KEIN Joghurt, KEIN Zucker und keine Zuckerart (also auch kein Stevia, Birkenzucker, o.ä.) und KEINE Kokosraspeln, da dies zu Unverträglichkeiten führen kann.

Aroma-Tipp: Ätherische Öle, die zum Verzehr geeignet sind, haben die Aufschrift „Nahrungsergänzung". Nur solche Öle dürfen verwendet werden. Neben Zitronenöl schmecken alle Zitrusöle (Orange, Mandarine, Limette, etc.) und das Thieves™ Öl aus Zimt, Nelke, Zitrone und Eukalyptus gut.

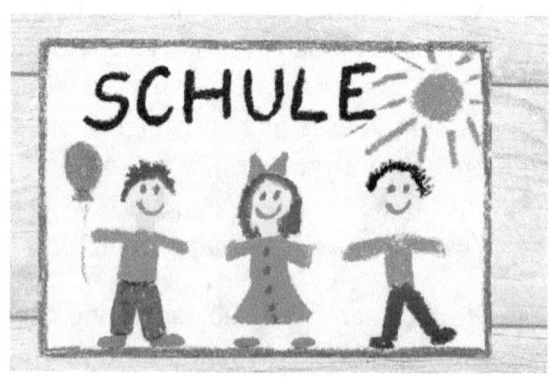

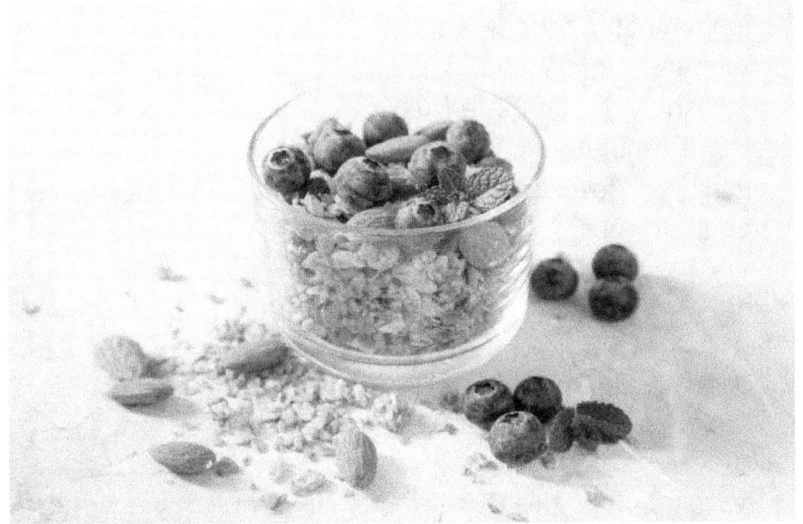

Frühstück
mit Haferflocken

Haferflocken mit Obst und Nüssen
Power an kalten Tagen

Wenn es draußen Minusgrade hat und es beim Aufstehen noch dunkel ist, dann ist ein warmes Frühstück ein guter Start in den Tag. Wir brauchen dann einfach auch mehr Wärme von innen. Viele Menschen haben das Bedürfnis, in der dunkleren Jahreszeit mehr wärmende Speisen zu essen. Dazu gehören auch wärmende GEWÜRZE, wie z.B. Zimt in diesem Rezept.

Zutaten:

- 4 EL Vollkorn-Haferflocken, Frischflocken
- 3 EL Bio-Schlagsahne
- ½ Banane
- ½ Apfel

- ein paar Spritzer Zitronensaft sowie 1-2 Tropfen Zitronenöl
- Weiteres Obst nach Wahl
- 5 Cashew oder andere Nüsse
- Echte Vanille
- Reichlich Zimt zum Bestreuen und/oder ½ Tropfen Thieves™ oder Zimtöl

Anleitung:

1. Haferflocken mit Wasser bedecken und kurz ankochen. Dabei gut umrühren und nur kurz köcheln lassen.

2. Nach Belieben das Obst im Brei anwärmen, aber keinesfalls zerkochen oder über 40 Grad erhitzen.

3. Meist reicht es, das Obst in die heißen Haferflocken unterzuheben und ziehen zu lassen.

4. Nüsse und Vanille beimengen, mit reichlich Zimt bestreuen.

5. Das ätherische Öl einrühren.

6. Mit Nüssen und Zimt bestreuen.

Schmeckt vorzüglich!

Aroma-Tipp: Ätherische Öle sind hochkonzentriert. Ein einziger Tropfen Pfefferminzöl ist so stark wie 21 Säckchen Pfefferminztee.

Daher verlangen manche Rezepte nur nach ½ Tropfen eines ätherischen Öls. Die Kunst des Würzens besteht darin, das Öl nicht vorschmecken zu lassen.

Um ½ Tropfen eines Öls zu erhalten, nimmt man einen Zahnstocher, steckt ihn in das Ölfläschchen und rührt damit die Speisen um.

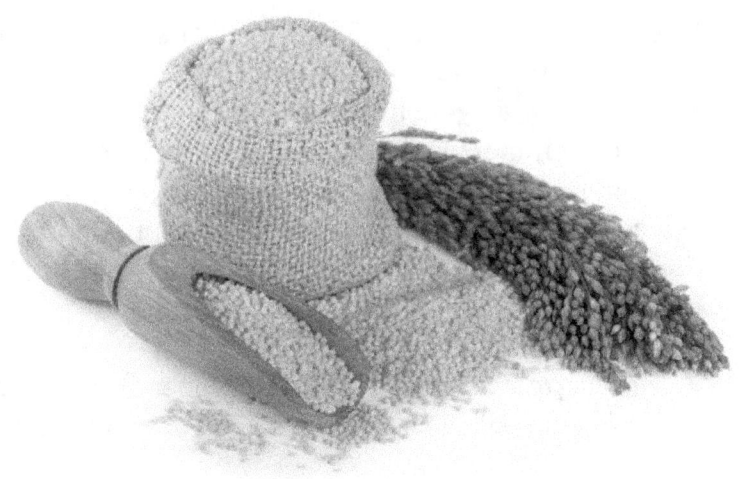

Hirsebrei
Wärmend,
nährstoffreich

Zutaten:

- Hirse, ganz feine Körnchen schmecken am besten
- 1 Schuss Olivenöl
- Trockenfrüchte, rohe Äpfel, Orangenschalen
- 1-2 Tropfen ätherische Öle von Orange, Mandarine oder Zitrone
- Zimt

Anleitung:

1. Hirse über Nacht mit doppelt so viel Wasser einweichen. (Das Zink im Getreide wird durch den Ankeimprozess vom Körper besser aufgenommen.)
2. Heiß schwemmen und in wenig Wasser bei niederer Temperatur leicht quellen lassen.
3. Trockenfrüchte, rohe Äpfel, Orangenschalen, Olivenöl mit dem ätherischen Öl und Zimt einrühren und kurz anwärmen lassen.

Aroma-Tipp: Wussten Sie, dass 1 Tropfen Zitronenöl in den Körper geht, sich die freien Radikale sucht und sie in Vitamin A umwandelt.

Ätherische Öle im Essen sind gesund, ob es das Knoblauchöl im frisch gehackten Knoblauch ist, das Orangenöl in der unbehandelten Bioorangenschale, oder 1 Tropfen Öl ist.

Ätherische Öle sind praktisch, weil sie hochkonzentriert sind. Man braucht nur ganz wenig davon. Sie sind daher kostengünstig und immer zur Hand.

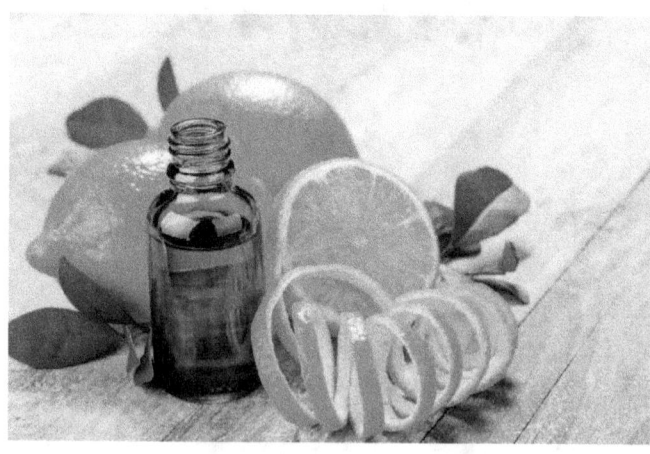

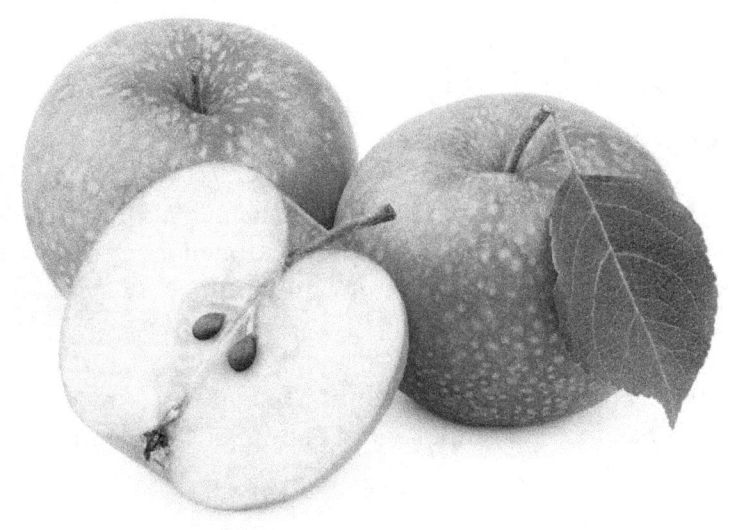

Apfel im Schlafrock

Zutaten:

- Äpfel geschält, entkernt, in Ringe geschnitten
- Zitronenöl
- Zimtpulver

Für den Teig:
- 125 g Dinkelmehl, Vollkorn, fein gemahlen
- 125 ml Mineralwasser
- 1 Ei
- Prise Salz
- Ghee (geklärte Butter) zum Herausbacken

Anleitung:

1. Den Teig rühren.
2. Äpfel mit Zitronenöl einreiben und mit Zimt bestäuben.
3. Äpfel in den Teig tauchen und herausbacken.

Aroma-Tipp: Zur Abwechslung kann man auch nur die Äpfel in Ghee dünsten, den Teller mit 1 Tropfen Zitronenöl einreiben, die gebraten Äpfel darauflegen und mit Zimt bestreuen. Kein Zucker ist notwendig.

Oder man macht Crepes (der Teig mit Mineralwasser macht sie besonders knusprig) und füllt sie mit Äpfeln oder anderen Früchten.

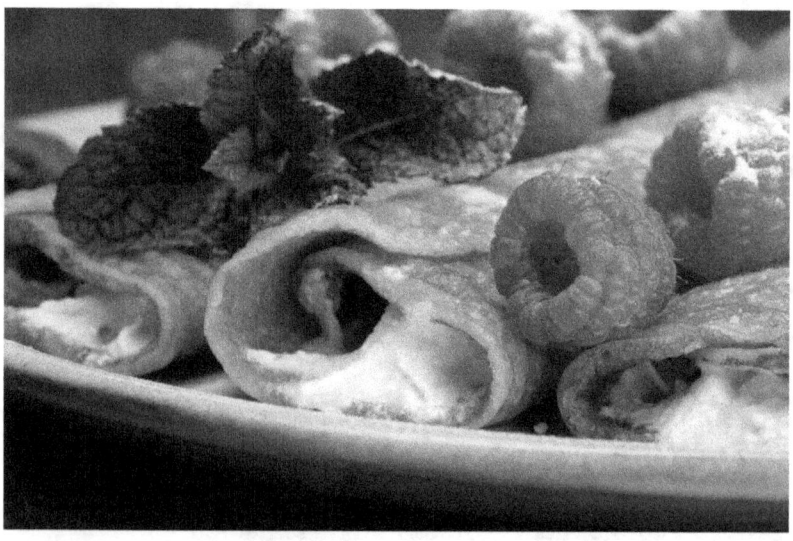

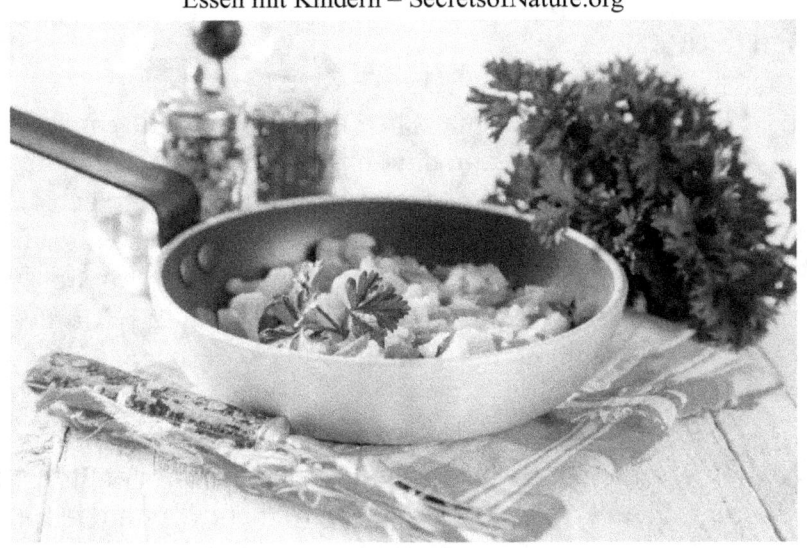

Eierspeisen mal anders

Rührei mit steirischem Kernöl

Zutaten:

1 EL Ghee
2 Eier
Frischgehackte Kräuter
Salz und Pfeffer
Steirisches Kernöl mit einem Hauch Thymian- oder Ätherisches Basilikumöl

SO GEHT RÜHREI:

1. 1 EL Ghee (Butterschmalz) in einer heißen Bratpfanne zergehen lassen. Wenn das Fett heiß genug ist, 2 Eier aus der Schale direkt in die Pfanne schlagen. Mit Holzkochlöffel vorsichtig das Ei nur ein bisschen verteilen, nicht wirklich umrühren. Gut durchbraten lassen. Inzwischen frische Kräuter und Petersilie hacken und großzügig über das Ei streuen. Salzen, pfeffern, am besten mit frischem Pfeffer aus der Mühle.

2. Rührei auf einen Teller setzen und nun kommt der Pfiff: mit steirischem Kernöl übergießen, dem man zuvor einen Hauch von ätherischem Öl beifügt. Man kann das Kernöl auch – kurz bevor das Rührei fertig und solange es noch in der Pfanne ist – in die Pfanne gießen, da es warm noch besser die Aromastoffe entfaltet. Jedoch das Kernöl nicht mitbraten oder erhitzen.

Das Geheimnis eines guten Rühreis ist, es nicht zu lange zu braten, da es sonst zu trocken wird.

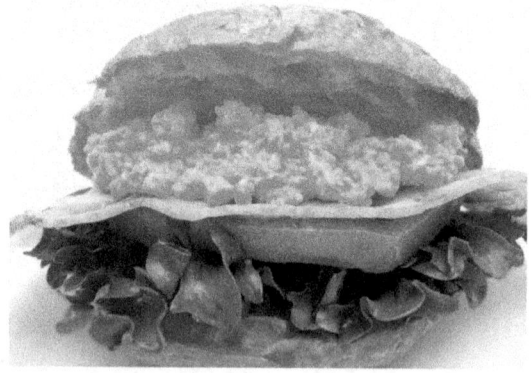

SO GEHT RÜHREI NICHT:

- Ei in einer Tasse vorher aufsprudeln
- Milch beimengen. Nein danke!
- Rührei in Hitzebehältern aufbewahren, z.B. bei

Sonntagsbrunch oder Hotelbuffets
- Flüssige, billige Öle zum Braten oder irgendetwas anderes als Butterschmalz verwenden
- Rührei in Pfannen braten, in denen es anklebt
- Billige, schlechte Eier aus Massentierhaltung, Bodenhaltung, von Soja-gefütterten Hühnern oder NICHT BIO verwenden. Besser KEIN Ei als ein schlechtes Ei.

Rührei muss IMMER von der Pfanne frisch auf den Teller kommen und nur aus besten Eiern hergestellt sein.
Mmmmmh, das schmeckt!

Als Beilage eignen sich wunderbar rohe frische, reife Tomaten und Dinkelbrötchen mit Butter.

Brötchenaufstrich:
- ½ Knoblauchzehe sehr fein schneiden
- Gemüsebrühe-Pulver oder Vitam zum Würzen
- Etwas Salz nach Belieben

Alle Zutaten sehr fein hacken. Butter zuvor 1 Stunde bei Zimmertemperatur stehen lassen. Die Butter schaumig rühren. Zutaten mit der Butter vermischen und in ein Glas abfüllen. Hält mindestens 1 Woche im Kühlschrank!

Aroma-Tipp: Knoblauch fein anbraten und untermischen gibt einen etwas anderen „Pfiff"!

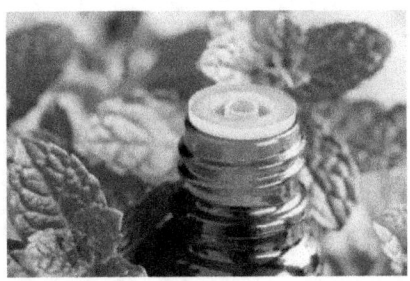

Pausenbrote
für geniale Kinder

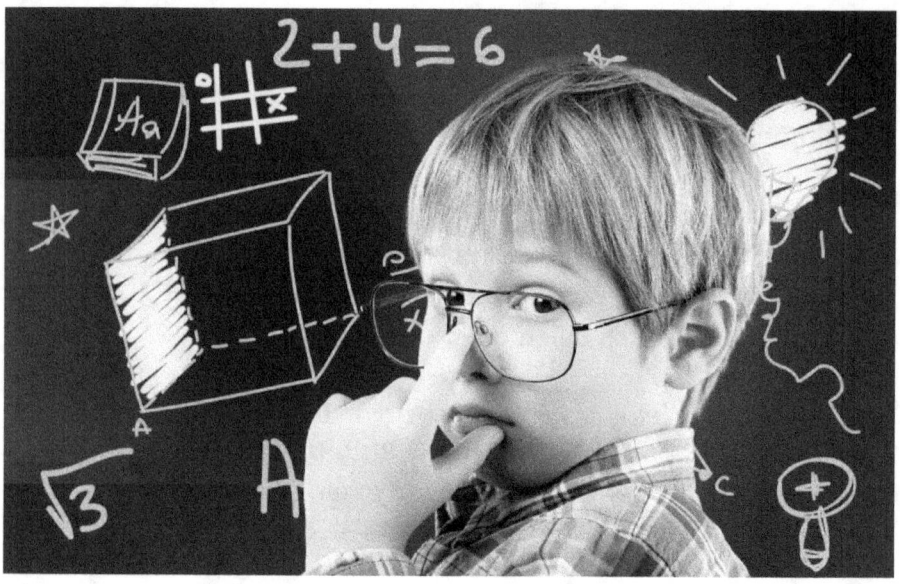

Kinder brauchen in der Schule keine leeren Kalorien, die sie im Unterricht träge und unaufmerksam werden lassen. Sie brauchen Vitalstoffe, die sie beim Lernen unterstützen.

Die folgenden Vorschläge enthalten die lebenswichtigen Nährstoffe, die der kindliche Körper braucht. Diese leckeren Pausenbrote werden Ihre Kinder sicher nicht tauschen wollen!

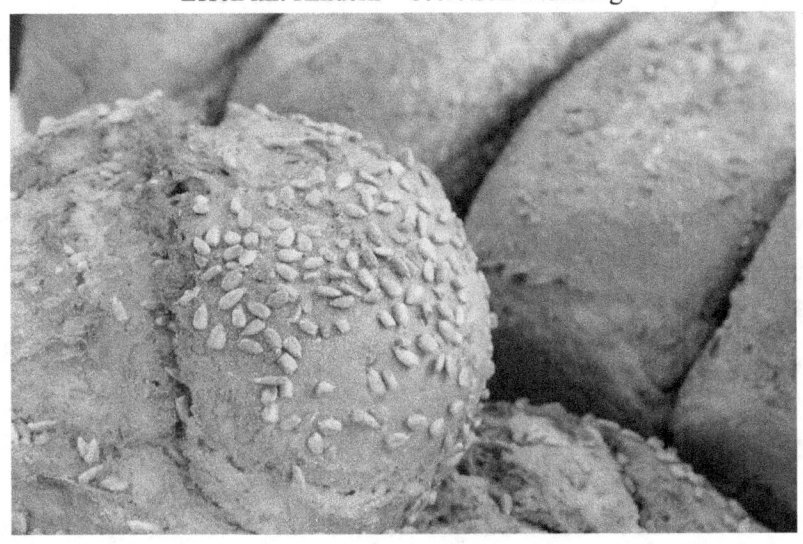

Grundrezept für sehr praktische Dinkelbrötchen/Dinkelweckerl

Das perfekte Brötchen für unterwegs

Diese Brötchen schmecken nicht nur mehr als lecker, sie sättigen auch länger als herkömmliches, gekauftes (weißes) Brötchen. Das volle Korn erhält die Konzentration, macht einige Stunden satt und reguliert den Blutzuckerspiegel nachhaltiger als gekaufte Brötchen oder „Süßes".

Durch ihre Größe (60-80 g) sind sie praktisch und eine gute Essportion für ein Kind. Man kann sie einfrieren und wieder auftauen, (dabei sind sie immer noch vollwertig). Noch besser schmecken sie allerdings getoastet.

Am meisten überzeugt die Kinder der Geschmack. Kinder, die an vollwertiges Brot gewöhnt sind, werden ihre Schulbrote nicht mehr „tauschen", da sie die Pausenbrote der anderen Kinder geschmacklich dann eher als schal empfinden. „Die schmecken ja wie Gummi".
Zutaten:

- 750 g Dinkel-Vollkorn, sehr fein mahlen
- 450-500 ml lauwarmes Wasser, Menge variabel nach Feinheitsgrad des Mehls
- 1 Würfel Bio-Hefe
- 2 TL Salz, (Vollmeersalz, Steinsalz, Himalaya Salz, KEIN Jodsalz)
- 3 EL Brotgewürzmischung oder einzeln Kümmel, Fenchel, Anis, Kardamom, bzw. 3 Tropfen Fenchel, Anis, Kardamom oder Kümmel

Anleitung:

1. Mehl in eine Schüssel geben und eine Vertiefung in die Mitte drücken. Hefe in einem Teil der vorgegeben Menge des Wassers auflösen und in der Mulde mit etwas Mehl zu einem Brei verrühren, der dicklich wird. Das ätherische Öl dem Brei beifügen und gut verrühren. Mit etwas Mehl bestäuben. Die Schüssel mit einem sauberen Geschirrtuch abdecken und **15 Minuten** gehen lassen.

2. Backofen einschalten und auf 180-200 Grad vorheizen.

3. Eine Sprühflasche mit Wasser füllen und bereitstellen.

4. Zwei Backbleche mit Butter bestreichen und bereitstellen. (Keine anderen Öle verwenden.)

5. In das Mehl-Hefe-Dampfl Salz und Brotgewürze beimischen und das restliche Wasser nach und nach zugeben. Der Teig sollte nicht zu weich sein. 10-15 Minuten konzentriert und mit Liebe kneten und Luft in den Teig einarbeiten. Das ist fast ein „meditativer" Vorgang. Dies muss unbedingt mit der Hand gemacht werden! Der Teig mit der Hefe ist ein lebendiger Vorgang und sollte achtsam durchgeführt werden. Dann wird das Brötchen auch gut gelingen!

6. Den Teig in 2 Teile teilen und Rollen formen. Von den Rollen ca. 60-80 g große Stücke teilen und zu rundlichen

Brötchen/Weckerln formen. Diese auf die Bleche setzen. NICHT FLACHDRÜCKEN!

7. Mit einem scharfen Messer oder einer Schere einen Schnitt ziehen oder ein Kreuz einschneiden.

8. Die Brötchen können sofort ohne weitere Gehzeit gebacken werden!

9. Vor dem Backen mit Wasser gut besprühen.

10. Bei ca. 200 Grad rasch anbacken und nach 10 Minuten auf 180 Grad zurückschalten.

11. Achtung, jeder Backofen ist anders, daher einfach austesten, wie die Brötchen reagieren.

12. Nach insgesamt ca. 20 Minuten eine Backprobe machen. Dazu mit einer Spicknadel oder einem Zahnstocher in ein Brötchen stechen. Wenn nichts daran kleben bleibt ist der Teig durchgebacken. Auch auf Daumendruck muss das Brötchen elastisch nachgeben. Außen soll es knusprig hellbraun sein, innen durchgebacken.

13. Sofort nach dem Backen nochmals mit ein wenig Wasser besprühen und auf einem Gitter auskühlen lassen.

14. Die Backmenge ergibt zwischen 16 und 20 Brötchen. Man bewahrt den Teil, den man innerhalb von 4 Tagen verzehrt, direkt im Kühlschrank auf und friert den Rest ein. Diese Brötchen kann man wunderbar einfrieren und auftauen und schmecken noch besser getoastet.

Aroma-Tipp: Ätherische Öle werden nicht erhitzt, da ihre besonderen Wirkstoffe dadurch verlorengehen. Bei der Destillation eines nach therapeutischem Standard hergestellten ätherischen Öles wird strikt darauf geachtet, möglichst viele der kostbaren

Bestandteile der lebenden Pflanze bei niederer Temperatur in das Fläschchen zu bekommen.

Werden ätherische Öle beim Brot- oder Kuchenbacken verwendet, dann nur um die geschmackliche Note der Backwaren zu potenzieren.

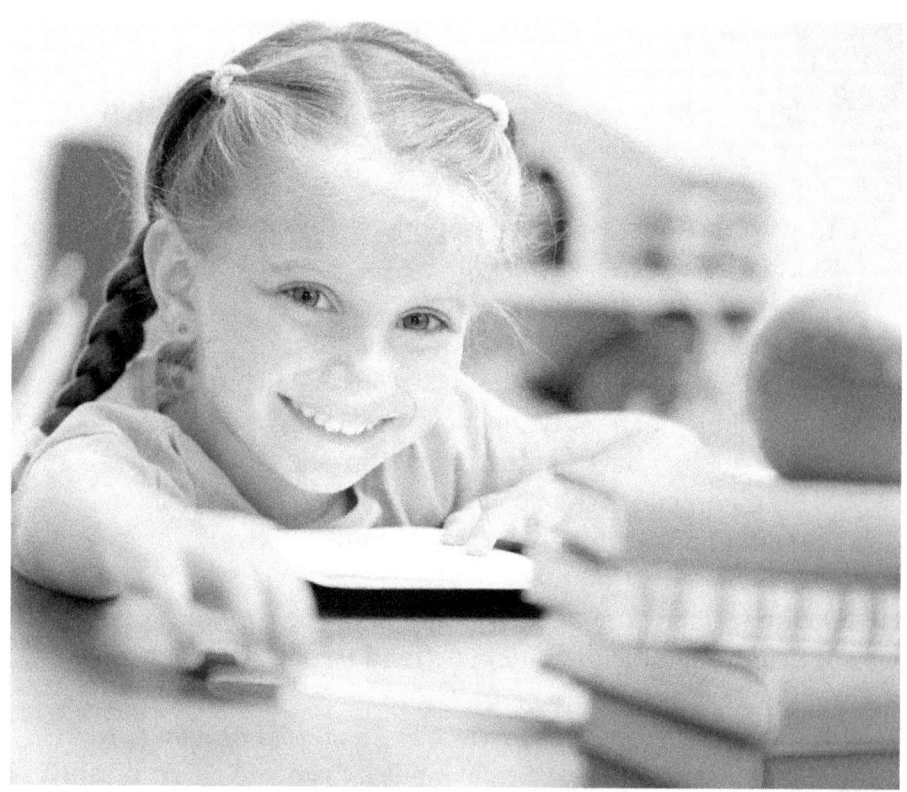

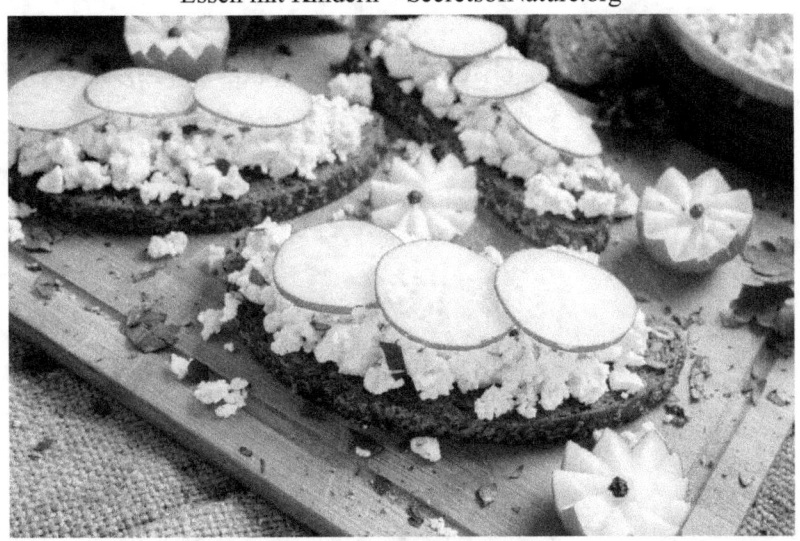

Streicheleinheiten:
Pausenbrote mit Pfiff

Pausenbrote mit Pfiff....

✓ Sind meist SO FRISCH WIE MÖGLICH (nichts schmeckt grauslicher wie ein 3-Stunden altes Brot). Geben Sie Ihren Kinder daher die Zutaten getrennt mit (so lernen sie gleich Selbstverantwortung), denn Schinken, Käse, ein Blatt Salat, schmecken einfach besser, wenn man sie gerade frisch ins Brötchen legt, als wenn sie schon 3 Stunden darin eingequetscht sind, stimmt's?

✓ Beinhalten immer z.B. 1 Blatt frischen, knackigen SALAT, frischen SPINAT oder PETERSILIE
✓ Bestreicht man mit BUTTER anstatt Margarine, Letta oder anderen schlechten Fetten!

- ✓ Beinhalten oft Frischkäse, am besten aus Ziegen- oder Schafkäse (über 40% Fett i. Tr.)

- ✓ Beinhalten oft eine Scheibe fein geschnittene GURKE, TOMATE, RADIESCHEN, o.ä.

DAS SCHMECKT!

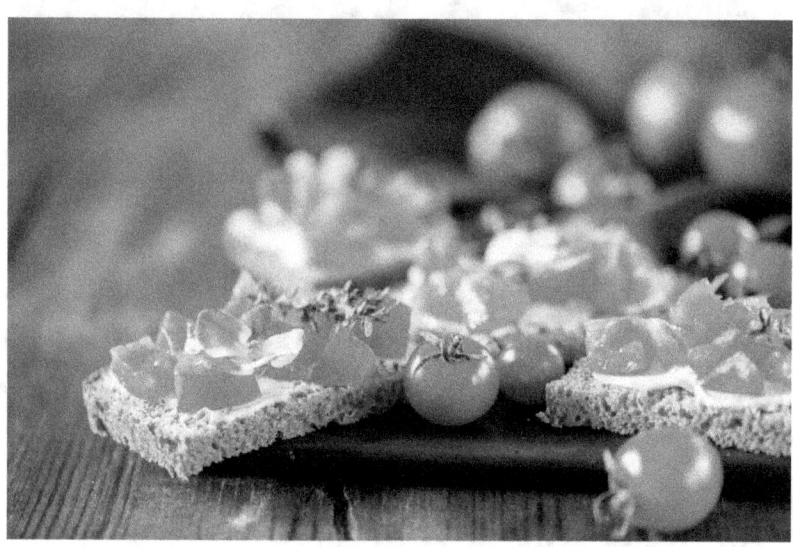

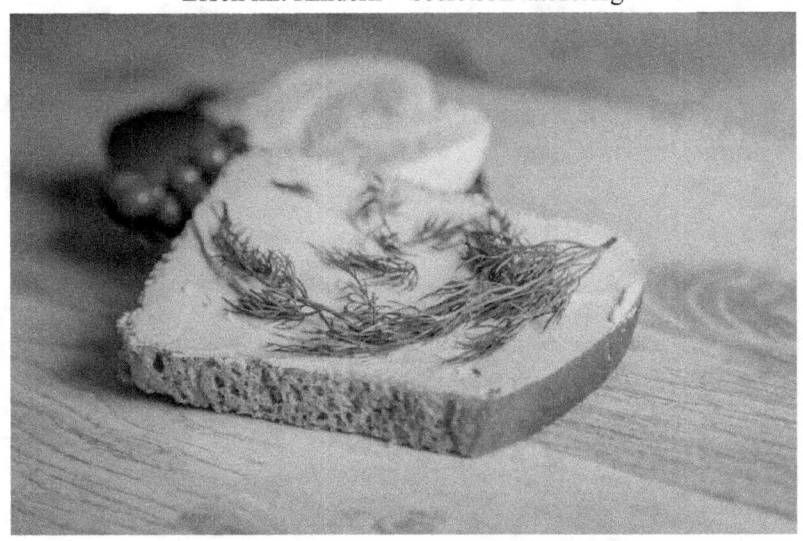

Brotaufstrich mit Kräutern und Knoblauch

Zutaten:

- ½ Bund Petersilie
- 1 EL Schnittlauch
- (oder andere saisonale Kräuter)
- ½ Tropfen Thymian-, Rosmarin- oder Majoranöl

- ½ Knoblauchzehe, sehr fein gehackt
- Gemüsebrühe-Pulver oder Vitam zum Würzen
- Etwas Salz nach Belieben

Anleitung:

1. Alle Zutaten sehr fein hacken. Butter zuvor 1 Stunde bei Zimmertemperatur stehen lassen.

2. Die Butter schaumig rühren. Zutaten mit der Butter vermischen und in ein Glas abfüllen.

3. Der Brotaufstrich hält mindestens 1 Woche im Kühlschrank!

Aroma-Tipp: Knoblauch fein anbraten und untermischen gibt einen etwas anderen „Pfiff".

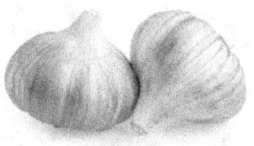

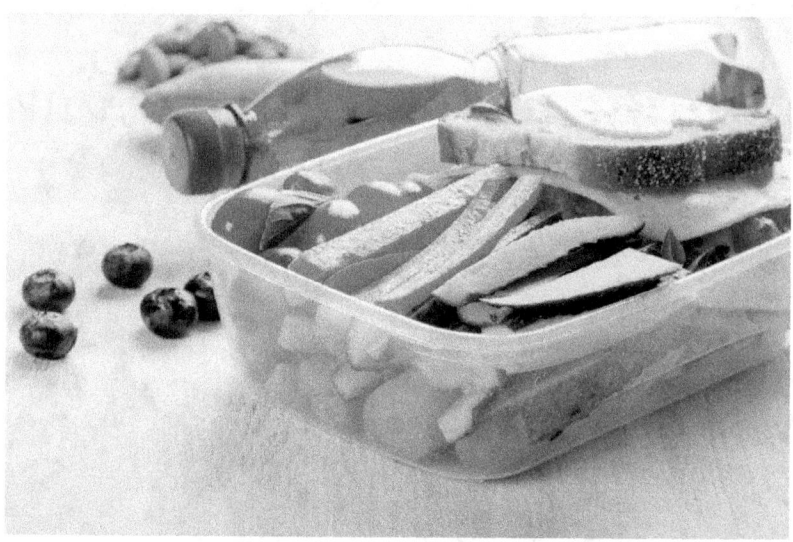

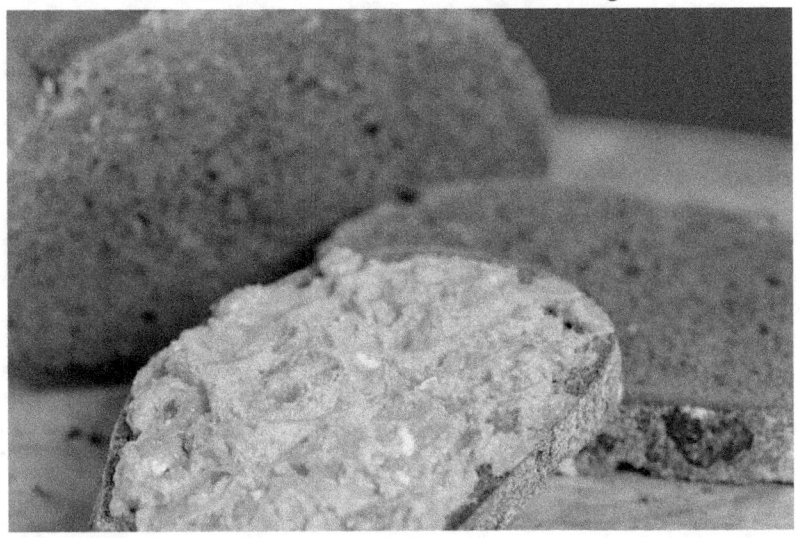

Brotaufstrich mit Liptauer

Zutaten:

- ½ Zwiebel sehr fein hacken
- 1 ½ EL Schmand
- 1 ½ TL Paprikapulver
- Etwas Peperoni sehr fein schneiden
- Salz
- 125 g Butter schaumig schlagen
- ½ Tr. Thymianöl

Zubereitung:

Alle Zutaten vermengen, zuletzt die Butter mit dem ätherischen Öl schaumig schlagen und untermischen. Gegebenenfalls den Aufstrich mit einer Spritztülle auf einen Teller auftragen. Sehr dekorativ für Kinder!

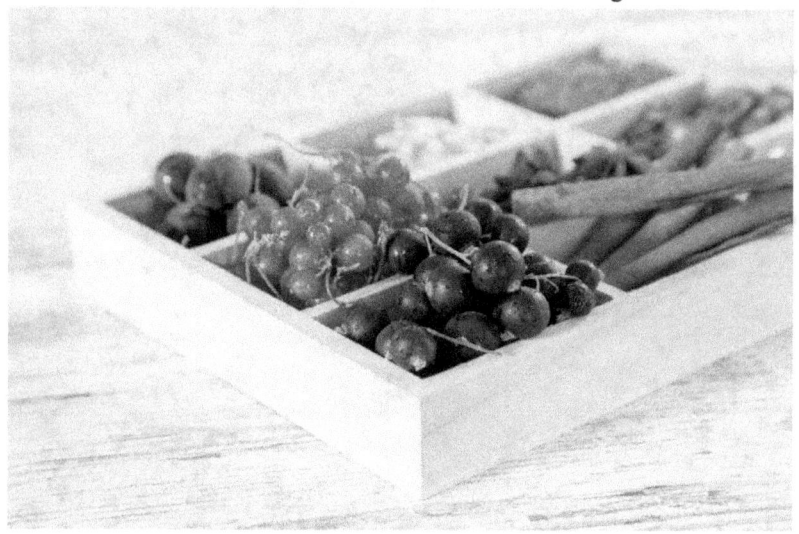

Brotaufstrich süß

Zutaten:

- 10 Walnüsse oder Cashewkerne
- 6 Feigen getrocknet
- 6 steinlose Datteln
- ½ TL getrocknete Zitronenschalen gehackt (Orangenschalen oder Orangeat)
- ½ TL echte Vanille
- 1-2- TL frischer Ingwer
- 1 EL Kakaopulver, sehr hochwertig
- 75 g Butter, weich
- 1 EL Schlagsahne
- 1-2 TL Honig
- 1 EL Zitronensaft
- 2 Tr. je Zitronenöl und Orangenöl

Anleitung:

Nüsse, Trockenfrüchte, Kakaopulver und Gewürze im Mixer zerkleinern und mit allen anderen Zutaten vermengen.

Orangeat selbst zubereiten:

Dann weiß man wenigstens, dass kein Industriezucker drin ist!

Immer wenn Zitronen oder Orangen in der Küche anfallen, diese sehr fein hacken oder ein paar Tage in einem extra Behälter im Kühlschrank sammeln und dann alle auf einmal im Mixer zerkleinern. Die Masse mit Honig in einem Schraubglas gut verrühren und 2-3 Tage stehen lassen. Die Masse soll stets vom Honig bedeckt bleiben. Das Orangeat ist im Kühlschrank einige Monate haltbar!

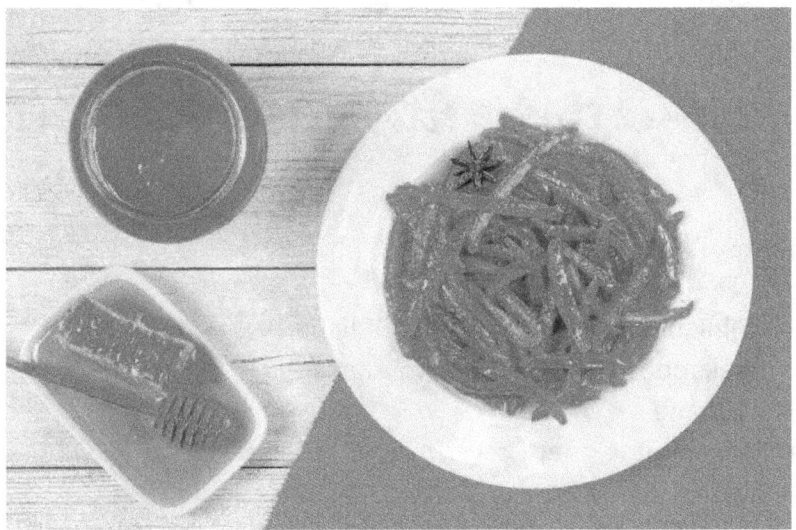

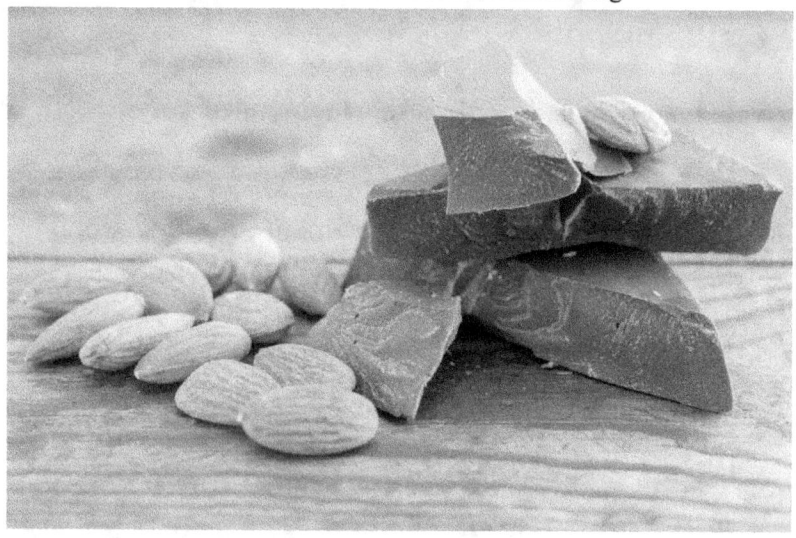

Pausenbrot für Naschkatzen

Zutaten:

- Dinkelbrötchen (schmeckt süßlicher)
- Kakaobutter (also Butter mit Kakao)
- Banane
- Haselnüsse oder Cashewkerne
- Honig
- 1 Tr. Zitronenöl

Anleitung:

1. Kakaobutter auf das Dinkelbrötchen streichen. Banane in längliche Streifen oder Scheiben schneiden und auf das Brot legen. Haselnüsse darüber streuen. Etwas Honig mit Zitronenöl über alles rinnen lassen.

2. Die Oberseite des Brötchens auch mit Butter bestreichen und zusammenklappen. Durch die Butter im „Deckel" bleiben alle Zutaten da wo sie sind und verrutschen nicht.

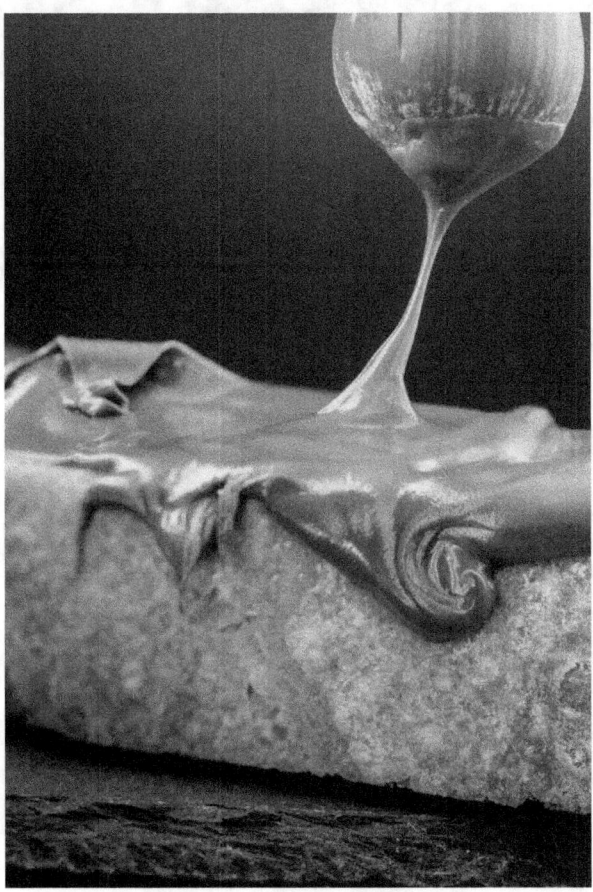

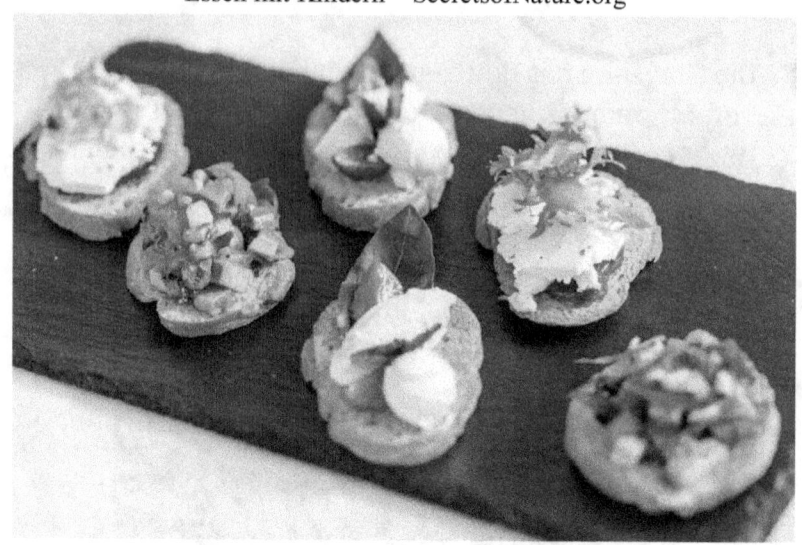

Jause für pikante Tiger
(nicht vegetarisch, nicht vegan)

Zutaten:

- Roggenbrötchen
- Butter
- Ayvar, Olivenpaste oder ähnliche Pasten
- Schinken, Ziegen- oder Frischkäse
- 1 Blatt frischer Salat (Eisberg oder etwas Knackiges)
- Schnittlauch oder Petersilie
- 1 Tr. Zitronenöl

Anleitung:
Roggenbrötchen zuerst mit Ayvar einstreichen, darüber Butter mit
Zitronenöl streichen. Belag nach Wahl. Dazwischen Salat,
Schnittlauch oder Petersilie nach Belieben .

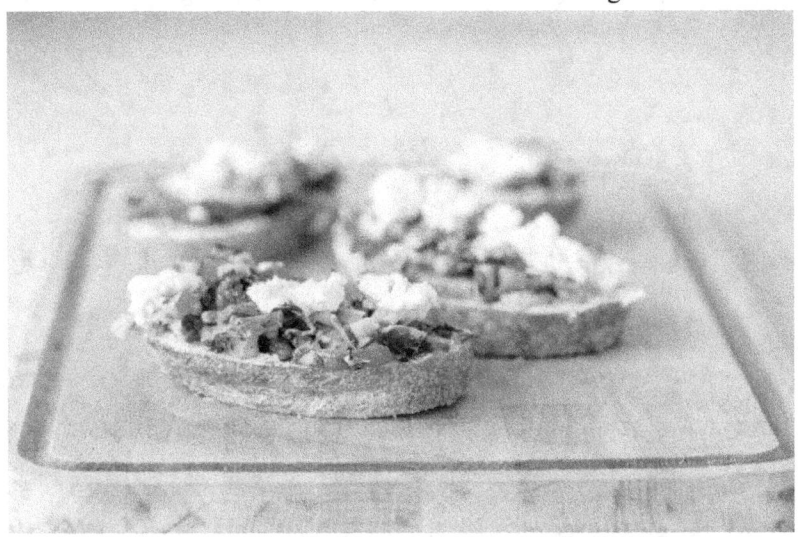

Pausenbrot für Kapitäne
(nicht vegetarisch, nicht vegan)

Zutaten:
- Roggen-oder Dinkelbrötchen
- Butter
- Sardellenbutter
- Kapern
- getrocknete Tomate
- 1 Tr. Zitronenöl oder ½ Tr. Thymian- oder Majoranöl

Anleitung:
Roggenbrötchen mit Butter vermischt mit ätherischen Ölen
bestreichen, dann die Sardellenbutter auftragen. Reichlich mit
Kapern bestreuen. (Besonders schmackhaft sind auch die großen
Kapern.) Getrocknete Tomaten auflegen und den oberen Deckel des
Brötchens auflegen. Das ist knackig und SEHR pikant und ist echt
etwas für SeeBÄREN.

Richtlinien
zur Anwendung ätherischer Öle in der Küche

Verwenden Sie ausschließlich nach therapeutischem Standard hergestellte ätherische Öle, die als Nahrungsergänzung gekennzeichnet sind.

Ätherische Öle sind hochkonzentriert. Sie werden SEHR sparsam verwendet und oft genügt bereits ½ Tropfen eines ätherischen Öls, um die Speisen zu würzen.

Um ½ Tropfen eines Öls zu bekommen, steckt man einen Zahnstocher in die Öffnung des Fläschchens und rührt damit um.

Ätherische Öle, die nach therapeutischem Standard hergestellt sind, werden mit niederen Temperaturen gewonnen, um die Pflanzenkräfte zu erhalten. Daher sollten ätherische Öle nicht mitgekocht sondern ausschließlich nach dem Kochen, vor dem Servieren untergerührt werden.

Eine Ausnahme stellt das Brot- und Kuchenbacken mit ätherischen Ölen dar. Obwohl sich beim Backvorgang die Heilkräfte der ätherischen Öle verflüchtigen, ist doch der Geschmack einzigartig.

Wir wünschen Gutes Gelingen!

Die Autorinnen

Patricia Fromme

Als ärztlich geprüfte Gesundheitsberaterin gibt Frau Fromme ihr über 20-jähriges angewandtes Wissen in Vorträgen, auf Webinaren als Bloggerin und in Einzelberatungen weiter. Sie ist Teamvorstand im Naturheilbund Österreich.

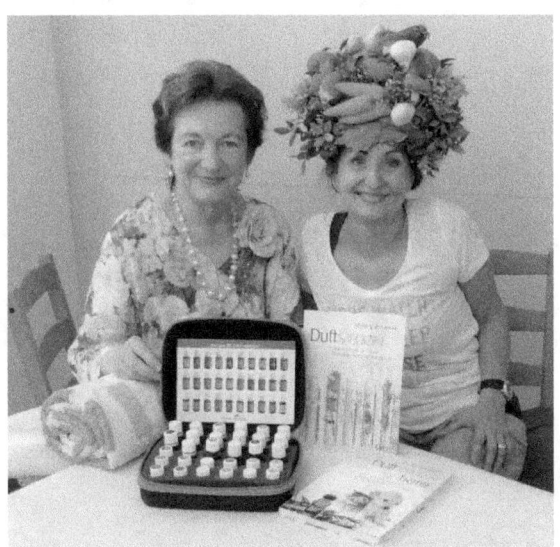

Maria L. Schasteen

Bestsellerautorin der Trilogie *Duftmedizin – Ätherische Öle und ihre therapeutische Anwendung, Duftmedizin für Tiere* und *Duftmedizin für Kinder* sowie Herausgeberin der Sofort Ratgeber Serie *Ätherische Öle.*

mariaschasteen.com
secretsofnature.org

www.ingramcontent.com/pod-product-compliance
Lightning Source LLC
Chambersburg PA
CBHW061937280526
45787CB00004B/1637